Dados pessoais

Nome —————————————————————————
Telefone————————————————————————
Endereço————————————————————————

Em caso de emergência entre em contato

Nome —————————————————————————
Telefone————————————————————————
Endereço————————————————————————

Contatos Essenciais

Doutor —————————————————————————
Farmacia ————————————————————————
Clínica oftalmológica ————————————————
Dentista —————————————————————————

Notas

—————————————————————————————
—————————————————————————————
—————————————————————————————
—————————————————————————————
—————————————————————————————

Início da semana: _____   **Fim da Semana:** _____

Medicação e dosagem diária	Tempo	S	T	Q	Q	S	S	D
	am.	☐	☐	☐	☐	☐	☐	☐
	am.	☐	☐	☐	☐	☐	☐	☐
	pm.	☐	☐	☐	☐	☐	☐	☐
	pm.	☐	☐	☐	☐	☐	☐	☐
	am.	☐	☐	☐	☐	☐	☐	☐
	am.	☐	☐	☐	☐	☐	☐	☐
	pm.	☐	☐	☐	☐	☐	☐	☐
	pm.	☐	☐	☐	☐	☐	☐	☐
	am.	☐	☐	☐	☐	☐	☐	☐
	am.	☐	☐	☐	☐	☐	☐	☐
	pm.	☐	☐	☐	☐	☐	☐	☐
	pm.	☐	☐	☐	☐	☐	☐	☐
	am.	☐	☐	☐	☐	☐	☐	☐
	am.	☐	☐	☐	☐	☐	☐	☐
	pm.	☐	☐	☐	☐	☐	☐	☐
	pm.	☐	☐	☐	☐	☐	☐	☐
	am.	☐	☐	☐	☐	☐	☐	☐
	am.	☐	☐	☐	☐	☐	☐	☐
	pm.	☐	☐	☐	☐	☐	☐	☐
	pm.	☐	☐	☐	☐	☐	☐	☐
	am.	☐	☐	☐	☐	☐	☐	☐
	am.	☐	☐	☐	☐	☐	☐	☐
	pm.	☐	☐	☐	☐	☐	☐	☐
	pm.	☐	☐	☐	☐	☐	☐	☐
	am.	☐	☐	☐	☐	☐	☐	☐
	am.	☐	☐	☐	☐	☐	☐	☐
	pm.	☐	☐	☐	☐	☐	☐	☐
	pm.	☐	☐	☐	☐	☐	☐	☐

Notas

Início da semana: _____   **Fim da Semana:** _____

Medicação e dosagem diária	Tempo	S	T	Q	Q	S	S	D
	am.	☐	☐	☐	☐	☐	☐	☐
	am.	☐	☐	☐	☐	☐	☐	☐
	pm.	☐	☐	☐	☐	☐	☐	☐
	pm.	☐	☐	☐	☐	☐	☐	☐
	am.	☐	☐	☐	☐	☐	☐	☐
	am.	☐	☐	☐	☐	☐	☐	☐
	pm.	☐	☐	☐	☐	☐	☐	☐
	pm.	☐	☐	☐	☐	☐	☐	☐
	am.	☐	☐	☐	☐	☐	☐	☐
	am.	☐	☐	☐	☐	☐	☐	☐
	pm.	☐	☐	☐	☐	☐	☐	☐
	pm.	☐	☐	☐	☐	☐	☐	☐
	am.	☐	☐	☐	☐	☐	☐	☐
	am.	☐	☐	☐	☐	☐	☐	☐
	pm.	☐	☐	☐	☐	☐	☐	☐
	pm.	☐	☐	☐	☐	☐	☐	☐
	am.	☐	☐	☐	☐	☐	☐	☐
	am.	☐	☐	☐	☐	☐	☐	☐
	pm.	☐	☐	☐	☐	☐	☐	☐
	pm.	☐	☐	☐	☐	☐	☐	☐
	am.	☐	☐	☐	☐	☐	☐	☐
	am.	☐	☐	☐	☐	☐	☐	☐
	pm.	☐	☐	☐	☐	☐	☐	☐
	pm.	☐	☐	☐	☐	☐	☐	☐
	am.	☐	☐	☐	☐	☐	☐	☐
	am.	☐	☐	☐	☐	☐	☐	☐
	pm.	☐	☐	☐	☐	☐	☐	☐
	pm.	☐	☐	☐	☐	☐	☐	☐

Notas

Início da semana: _____ **Fim da Semana:** _____

Medicação e dosagem diária	Tempo	S	T	Q	Q	S	S	D
	am.	☐	☐	☐	☐	☐	☐	☐
	am.	☐	☐	☐	☐	☐	☐	☐
	pm.	☐	☐	☐	☐	☐	☐	☐
	pm.	☐	☐	☐	☐	☐	☐	☐
	am.	☐	☐	☐	☐	☐	☐	☐
	am.	☐	☐	☐	☐	☐	☐	☐
	pm.	☐	☐	☐	☐	☐	☐	☐
	pm.	☐	☐	☐	☐	☐	☐	☐
	am.	☐	☐	☐	☐	☐	☐	☐
	am.	☐	☐	☐	☐	☐	☐	☐
	pm.	☐	☐	☐	☐	☐	☐	☐
	pm.	☐	☐	☐	☐	☐	☐	☐
	am.	☐	☐	☐	☐	☐	☐	☐
	am.	☐	☐	☐	☐	☐	☐	☐
	pm.	☐	☐	☐	☐	☐	☐	☐
	pm.	☐	☐	☐	☐	☐	☐	☐
	am.	☐	☐	☐	☐	☐	☐	☐
	am.	☐	☐	☐	☐	☐	☐	☐
	pm.	☐	☐	☐	☐	☐	☐	☐
	pm.	☐	☐	☐	☐	☐	☐	☐
	am.	☐	☐	☐	☐	☐	☐	☐
	am.	☐	☐	☐	☐	☐	☐	☐
	pm.	☐	☐	☐	☐	☐	☐	☐
	pm.	☐	☐	☐	☐	☐	☐	☐
	am.	☐	☐	☐	☐	☐	☐	☐
	am.	☐	☐	☐	☐	☐	☐	☐
	pm.	☐	☐	☐	☐	☐	☐	☐
	pm.	☐	☐	☐	☐	☐	☐	☐

Notas

Início da semana: _____   **Fim da Semana:** _____

Medicação e dosagem diária	Tempo	S	T	Q	Q	S	S	D
	am.	☐	☐	☐	☐	☐	☐	☐
	am.	☐	☐	☐	☐	☐	☐	☐
	pm.	☐	☐	☐	☐	☐	☐	☐
	pm.	☐	☐	☐	☐	☐	☐	☐
	am.	☐	☐	☐	☐	☐	☐	☐
	am.	☐	☐	☐	☐	☐	☐	☐
	pm.	☐	☐	☐	☐	☐	☐	☐
	pm.	☐	☐	☐	☐	☐	☐	☐
	am.	☐	☐	☐	☐	☐	☐	☐
	am.	☐	☐	☐	☐	☐	☐	☐
	pm.	☐	☐	☐	☐	☐	☐	☐
	pm.	☐	☐	☐	☐	☐	☐	☐
	am.	☐	☐	☐	☐	☐	☐	☐
	am.	☐	☐	☐	☐	☐	☐	☐
	pm.	☐	☐	☐	☐	☐	☐	☐
	pm.	☐	☐	☐	☐	☐	☐	☐
	am.	☐	☐	☐	☐	☐	☐	☐
	am.	☐	☐	☐	☐	☐	☐	☐
	pm.	☐	☐	☐	☐	☐	☐	☐
	pm.	☐	☐	☐	☐	☐	☐	☐
	am.	☐	☐	☐	☐	☐	☐	☐
	am.	☐	☐	☐	☐	☐	☐	☐
	pm.	☐	☐	☐	☐	☐	☐	☐
	pm.	☐	☐	☐	☐	☐	☐	☐
	am.	☐	☐	☐	☐	☐	☐	☐
	am.	☐	☐	☐	☐	☐	☐	☐
	pm.	☐	☐	☐	☐	☐	☐	☐
	pm.	☐	☐	☐	☐	☐	☐	☐
	am.	☐	☐	☐	☐	☐	☐	☐
	am.	☐	☐	☐	☐	☐	☐	☐
	pm.	☐	☐	☐	☐	☐	☐	☐
	pm.	☐	☐	☐	☐	☐	☐	☐

Notas

Início da semana: _____   **Fim da Semana:** _____

Medicação e dosagem diária	Tempo	S	T	Q	Q	S	S	D
	am.	☐	☐	☐	☐	☐	☐	☐
	am.	☐	☐	☐	☐	☐	☐	☐
	pm.	☐	☐	☐	☐	☐	☐	☐
	pm.	☐	☐	☐	☐	☐	☐	☐
	am.	☐	☐	☐	☐	☐	☐	☐
	am.	☐	☐	☐	☐	☐	☐	☐
	pm.	☐	☐	☐	☐	☐	☐	☐
	pm.	☐	☐	☐	☐	☐	☐	☐
	am.	☐	☐	☐	☐	☐	☐	☐
	am.	☐	☐	☐	☐	☐	☐	☐
	pm.	☐	☐	☐	☐	☐	☐	☐
	pm.	☐	☐	☐	☐	☐	☐	☐
	am.	☐	☐	☐	☐	☐	☐	☐
	am.	☐	☐	☐	☐	☐	☐	☐
	pm.	☐	☐	☐	☐	☐	☐	☐
	pm.	☐	☐	☐	☐	☐	☐	☐
	am.	☐	☐	☐	☐	☐	☐	☐
	am.	☐	☐	☐	☐	☐	☐	☐
	pm.	☐	☐	☐	☐	☐	☐	☐
	pm.	☐	☐	☐	☐	☐	☐	☐
	am.	☐	☐	☐	☐	☐	☐	☐
	am.	☐	☐	☐	☐	☐	☐	☐
	pm.	☐	☐	☐	☐	☐	☐	☐
	pm.	☐	☐	☐	☐	☐	☐	☐
	am.	☐	☐	☐	☐	☐	☐	☐
	am.	☐	☐	☐	☐	☐	☐	☐
	pm.	☐	☐	☐	☐	☐	☐	☐
	pm.	☐	☐	☐	☐	☐	☐	☐

Notas

Início da semana: _____   **Fim da Semana:** _____

Medicação e dosagem diária	Tempo	S	T	Q	Q	S	S	D
	am.	☐	☐	☐	☐	☐	☐	☐
	am.	☐	☐	☐	☐	☐	☐	☐
	pm.	☐	☐	☐	☐	☐	☐	☐
	pm.	☐	☐	☐	☐	☐	☐	☐
	am.	☐	☐	☐	☐	☐	☐	☐
	am.	☐	☐	☐	☐	☐	☐	☐
	pm.	☐	☐	☐	☐	☐	☐	☐
	pm.	☐	☐	☐	☐	☐	☐	☐
	am.	☐	☐	☐	☐	☐	☐	☐
	am.	☐	☐	☐	☐	☐	☐	☐
	pm.	☐	☐	☐	☐	☐	☐	☐
	pm.	☐	☐	☐	☐	☐	☐	☐
	am.	☐	☐	☐	☐	☐	☐	☐
	am.	☐	☐	☐	☐	☐	☐	☐
	pm.	☐	☐	☐	☐	☐	☐	☐
	pm.	☐	☐	☐	☐	☐	☐	☐
	am.	☐	☐	☐	☐	☐	☐	☐
	am.	☐	☐	☐	☐	☐	☐	☐
	pm.	☐	☐	☐	☐	☐	☐	☐
	pm.	☐	☐	☐	☐	☐	☐	☐
	am.	☐	☐	☐	☐	☐	☐	☐
	am.	☐	☐	☐	☐	☐	☐	☐
	pm.	☐	☐	☐	☐	☐	☐	☐
	pm.	☐	☐	☐	☐	☐	☐	☐
	am.	☐	☐	☐	☐	☐	☐	☐
	am.	☐	☐	☐	☐	☐	☐	☐
	pm.	☐	☐	☐	☐	☐	☐	☐
	pm.	☐	☐	☐	☐	☐	☐	☐

Notas

Início da semana: _____   **Fim da Semana:** _____

Medicação e dosagem diária	Tempo	S	T	Q	Q	S	S	D
	am.	☐	☐	☐	☐	☐	☐	☐
	am.	☐	☐	☐	☐	☐	☐	☐
	pm.	☐	☐	☐	☐	☐	☐	☐
	pm.	☐	☐	☐	☐	☐	☐	☐
	am.	☐	☐	☐	☐	☐	☐	☐
	am.	☐	☐	☐	☐	☐	☐	☐
	pm.	☐	☐	☐	☐	☐	☐	☐
	pm.	☐	☐	☐	☐	☐	☐	☐
	am.	☐	☐	☐	☐	☐	☐	☐
	am.	☐	☐	☐	☐	☐	☐	☐
	pm.	☐	☐	☐	☐	☐	☐	☐
	pm.	☐	☐	☐	☐	☐	☐	☐
	am.	☐	☐	☐	☐	☐	☐	☐
	am.	☐	☐	☐	☐	☐	☐	☐
	pm.	☐	☐	☐	☐	☐	☐	☐
	pm.	☐	☐	☐	☐	☐	☐	☐
	am.	☐	☐	☐	☐	☐	☐	☐
	am.	☐	☐	☐	☐	☐	☐	☐
	pm.	☐	☐	☐	☐	☐	☐	☐
	pm.	☐	☐	☐	☐	☐	☐	☐
	am.	☐	☐	☐	☐	☐	☐	☐
	am.	☐	☐	☐	☐	☐	☐	☐
	pm.	☐	☐	☐	☐	☐	☐	☐
	pm.	☐	☐	☐	☐	☐	☐	☐

Notas

Início da semana: _____   **Fim da Semana:** _____

Medicação e dosagem diária	Tempo	S	T	Q	Q	S	S	D
	am.	☐	☐	☐	☐	☐	☐	☐
	am.	☐	☐	☐	☐	☐	☐	☐
	pm.	☐	☐	☐	☐	☐	☐	☐
	pm.	☐	☐	☐	☐	☐	☐	☐
	am.	☐	☐	☐	☐	☐	☐	☐
	am.	☐	☐	☐	☐	☐	☐	☐
	pm.	☐	☐	☐	☐	☐	☐	☐
	pm.	☐	☐	☐	☐	☐	☐	☐
	am.	☐	☐	☐	☐	☐	☐	☐
	am.	☐	☐	☐	☐	☐	☐	☐
	pm.	☐	☐	☐	☐	☐	☐	☐
	pm.	☐	☐	☐	☐	☐	☐	☐
	am.	☐	☐	☐	☐	☐	☐	☐
	am.	☐	☐	☐	☐	☐	☐	☐
	pm.	☐	☐	☐	☐	☐	☐	☐
	pm.	☐	☐	☐	☐	☐	☐	☐
	am.	☐	☐	☐	☐	☐	☐	☐
	am.	☐	☐	☐	☐	☐	☐	☐
	pm.	☐	☐	☐	☐	☐	☐	☐
	pm.	☐	☐	☐	☐	☐	☐	☐
	am.	☐	☐	☐	☐	☐	☐	☐
	am.	☐	☐	☐	☐	☐	☐	☐
	pm.	☐	☐	☐	☐	☐	☐	☐
	pm.	☐	☐	☐	☐	☐	☐	☐
	am.	☐	☐	☐	☐	☐	☐	☐
	am.	☐	☐	☐	☐	☐	☐	☐
	pm.	☐	☐	☐	☐	☐	☐	☐
	pm.	☐	☐	☐	☐	☐	☐	☐

Notas

Início da semana: _____   **Fim da Semana:** _____

Medicação e dosagem diária	Tempo	S	T	Q	Q	S	S	D
	am.	☐	☐	☐	☐	☐	☐	☐
	am.	☐	☐	☐	☐	☐	☐	☐
	pm.	☐	☐	☐	☐	☐	☐	☐
	pm.	☐	☐	☐	☐	☐	☐	☐
	am.	☐	☐	☐	☐	☐	☐	☐
	am.	☐	☐	☐	☐	☐	☐	☐
	pm.	☐	☐	☐	☐	☐	☐	☐
	pm.	☐	☐	☐	☐	☐	☐	☐
	am.	☐	☐	☐	☐	☐	☐	☐
	am.	☐	☐	☐	☐	☐	☐	☐
	pm.	☐	☐	☐	☐	☐	☐	☐
	pm.	☐	☐	☐	☐	☐	☐	☐
	am.	☐	☐	☐	☐	☐	☐	☐
	am.	☐	☐	☐	☐	☐	☐	☐
	pm.	☐	☐	☐	☐	☐	☐	☐
	pm.	☐	☐	☐	☐	☐	☐	☐
	am.	☐	☐	☐	☐	☐	☐	☐
	am.	☐	☐	☐	☐	☐	☐	☐
	pm.	☐	☐	☐	☐	☐	☐	☐
	pm.	☐	☐	☐	☐	☐	☐	☐
	am.	☐	☐	☐	☐	☐	☐	☐
	am.	☐	☐	☐	☐	☐	☐	☐
	pm.	☐	☐	☐	☐	☐	☐	☐
	pm.	☐	☐	☐	☐	☐	☐	☐
	am.	☐	☐	☐	☐	☐	☐	☐
	am.	☐	☐	☐	☐	☐	☐	☐
	pm.	☐	☐	☐	☐	☐	☐	☐
	pm.	☐	☐	☐	☐	☐	☐	☐

Notas

Início da semana: _____   **Fim da Semana:** _____

Medicação e dosagem diária	Tempo	S	T	Q	Q	S	S	D
	am.	☐	☐	☐	☐	☐	☐	☐
	am.	☐	☐	☐	☐	☐	☐	☐
	pm.	☐	☐	☐	☐	☐	☐	☐
	pm.	☐	☐	☐	☐	☐	☐	☐
	am.	☐	☐	☐	☐	☐	☐	☐
	am.	☐	☐	☐	☐	☐	☐	☐
	pm.	☐	☐	☐	☐	☐	☐	☐
	pm.	☐	☐	☐	☐	☐	☐	☐
	am.	☐	☐	☐	☐	☐	☐	☐
	am.	☐	☐	☐	☐	☐	☐	☐
	pm.	☐	☐	☐	☐	☐	☐	☐
	pm.	☐	☐	☐	☐	☐	☐	☐
	am.	☐	☐	☐	☐	☐	☐	☐
	am.	☐	☐	☐	☐	☐	☐	☐
	pm.	☐	☐	☐	☐	☐	☐	☐
	pm.	☐	☐	☐	☐	☐	☐	☐
	am.	☐	☐	☐	☐	☐	☐	☐
	am.	☐	☐	☐	☐	☐	☐	☐
	pm.	☐	☐	☐	☐	☐	☐	☐
	pm.	☐	☐	☐	☐	☐	☐	☐
	am.	☐	☐	☐	☐	☐	☐	☐
	am.	☐	☐	☐	☐	☐	☐	☐
	pm.	☐	☐	☐	☐	☐	☐	☐
	pm.	☐	☐	☐	☐	☐	☐	☐
	am.	☐	☐	☐	☐	☐	☐	☐
	am.	☐	☐	☐	☐	☐	☐	☐
	pm.	☐	☐	☐	☐	☐	☐	☐
	pm.	☐	☐	☐	☐	☐	☐	☐

Notas

Início da semana: _____   **Fim da Semana:** _____

Medicação e dosagem diária	Tempo	S	T	Q	Q	S	S	D
	am.	☐	☐	☐	☐	☐	☐	☐
	am.	☐	☐	☐	☐	☐	☐	☐
	pm.	☐	☐	☐	☐	☐	☐	☐
	pm.	☐	☐	☐	☐	☐	☐	☐
	am.	☐	☐	☐	☐	☐	☐	☐
	am.	☐	☐	☐	☐	☐	☐	☐
	pm.	☐	☐	☐	☐	☐	☐	☐
	pm.	☐	☐	☐	☐	☐	☐	☐
	am.	☐	☐	☐	☐	☐	☐	☐
	am.	☐	☐	☐	☐	☐	☐	☐
	pm.	☐	☐	☐	☐	☐	☐	☐
	pm.	☐	☐	☐	☐	☐	☐	☐
	am.	☐	☐	☐	☐	☐	☐	☐
	am.	☐	☐	☐	☐	☐	☐	☐
	pm.	☐	☐	☐	☐	☐	☐	☐
	pm.	☐	☐	☐	☐	☐	☐	☐
	am.	☐	☐	☐	☐	☐	☐	☐
	am.	☐	☐	☐	☐	☐	☐	☐
	pm.	☐	☐	☐	☐	☐	☐	☐
	pm.	☐	☐	☐	☐	☐	☐	☐
	am.	☐	☐	☐	☐	☐	☐	☐
	am.	☐	☐	☐	☐	☐	☐	☐
	pm.	☐	☐	☐	☐	☐	☐	☐
	pm.	☐	☐	☐	☐	☐	☐	☐
	am.	☐	☐	☐	☐	☐	☐	☐
	am.	☐	☐	☐	☐	☐	☐	☐
	pm.	☐	☐	☐	☐	☐	☐	☐
	pm.	☐	☐	☐	☐	☐	☐	☐

Notas

Início da semana: _____   **Fim da Semana:** _____

Medicação e dosagem diária	Tempo	S	T	Q	Q	S	S	D
	am.	☐	☐	☐	☐	☐	☐	☐
	am.	☐	☐	☐	☐	☐	☐	☐
	pm.	☐	☐	☐	☐	☐	☐	☐
	pm.	☐	☐	☐	☐	☐	☐	☐
	am.	☐	☐	☐	☐	☐	☐	☐
	am.	☐	☐	☐	☐	☐	☐	☐
	pm.	☐	☐	☐	☐	☐	☐	☐
	pm.	☐	☐	☐	☐	☐	☐	☐
	am.	☐	☐	☐	☐	☐	☐	☐
	am.	☐	☐	☐	☐	☐	☐	☐
	pm.	☐	☐	☐	☐	☐	☐	☐
	pm.	☐	☐	☐	☐	☐	☐	☐
	am.	☐	☐	☐	☐	☐	☐	☐
	am.	☐	☐	☐	☐	☐	☐	☐
	pm.	☐	☐	☐	☐	☐	☐	☐
	pm.	☐	☐	☐	☐	☐	☐	☐
	am.	☐	☐	☐	☐	☐	☐	☐
	am.	☐	☐	☐	☐	☐	☐	☐
	pm.	☐	☐	☐	☐	☐	☐	☐
	pm.	☐	☐	☐	☐	☐	☐	☐
	am.	☐	☐	☐	☐	☐	☐	☐
	am.	☐	☐	☐	☐	☐	☐	☐
	pm.	☐	☐	☐	☐	☐	☐	☐
	pm.	☐	☐	☐	☐	☐	☐	☐
	am.	☐	☐	☐	☐	☐	☐	☐
	am.	☐	☐	☐	☐	☐	☐	☐
	pm.	☐	☐	☐	☐	☐	☐	☐
	pm.	☐	☐	☐	☐	☐	☐	☐

Notas

Início da semana: _____   **Fim da Semana:** _____

Medicação e dosagem diária	Tempo	S	T	Q	Q	S	S	D
	am.	☐	☐	☐	☐	☐	☐	☐
	am.	☐	☐	☐	☐	☐	☐	☐
	pm.	☐	☐	☐	☐	☐	☐	☐
	pm.	☐	☐	☐	☐	☐	☐	☐
	am.	☐	☐	☐	☐	☐	☐	☐
	am.	☐	☐	☐	☐	☐	☐	☐
	pm.	☐	☐	☐	☐	☐	☐	☐
	pm.	☐	☐	☐	☐	☐	☐	☐
	am.	☐	☐	☐	☐	☐	☐	☐
	am.	☐	☐	☐	☐	☐	☐	☐
	pm.	☐	☐	☐	☐	☐	☐	☐
	pm.	☐	☐	☐	☐	☐	☐	☐
	am.	☐	☐	☐	☐	☐	☐	☐
	am.	☐	☐	☐	☐	☐	☐	☐
	pm.	☐	☐	☐	☐	☐	☐	☐
	pm.	☐	☐	☐	☐	☐	☐	☐
	am.	☐	☐	☐	☐	☐	☐	☐
	am.	☐	☐	☐	☐	☐	☐	☐
	pm.	☐	☐	☐	☐	☐	☐	☐
	pm.	☐	☐	☐	☐	☐	☐	☐
	am.	☐	☐	☐	☐	☐	☐	☐
	am.	☐	☐	☐	☐	☐	☐	☐
	pm.	☐	☐	☐	☐	☐	☐	☐
	pm.	☐	☐	☐	☐	☐	☐	☐
	am.	☐	☐	☐	☐	☐	☐	☐
	am.	☐	☐	☐	☐	☐	☐	☐
	pm.	☐	☐	☐	☐	☐	☐	☐
	pm.	☐	☐	☐	☐	☐	☐	☐

Notas

Início da semana: _____   **Fim da Semana:** _____

Medicação e dosagem diária	Tempo	S	T	Q	Q	S	S	D
	am.	☐	☐	☐	☐	☐	☐	☐
	am.	☐	☐	☐	☐	☐	☐	☐
	pm.	☐	☐	☐	☐	☐	☐	☐
	pm.	☐	☐	☐	☐	☐	☐	☐
	am.	☐	☐	☐	☐	☐	☐	☐
	am.	☐	☐	☐	☐	☐	☐	☐
	pm.	☐	☐	☐	☐	☐	☐	☐
	pm.	☐	☐	☐	☐	☐	☐	☐
	am.	☐	☐	☐	☐	☐	☐	☐
	am.	☐	☐	☐	☐	☐	☐	☐
	pm.	☐	☐	☐	☐	☐	☐	☐
	pm.	☐	☐	☐	☐	☐	☐	☐
	am.	☐	☐	☐	☐	☐	☐	☐
	am.	☐	☐	☐	☐	☐	☐	☐
	pm.	☐	☐	☐	☐	☐	☐	☐
	pm.	☐	☐	☐	☐	☐	☐	☐
	am.	☐	☐	☐	☐	☐	☐	☐
	am.	☐	☐	☐	☐	☐	☐	☐
	pm.	☐	☐	☐	☐	☐	☐	☐
	pm.	☐	☐	☐	☐	☐	☐	☐
	am.	☐	☐	☐	☐	☐	☐	☐
	am.	☐	☐	☐	☐	☐	☐	☐
	pm.	☐	☐	☐	☐	☐	☐	☐
	pm.	☐	☐	☐	☐	☐	☐	☐
	am.	☐	☐	☐	☐	☐	☐	☐
	am.	☐	☐	☐	☐	☐	☐	☐
	pm.	☐	☐	☐	☐	☐	☐	☐
	pm.	☐	☐	☐	☐	☐	☐	☐

Notas

Início da semana: _____   **Fim da Semana:** _____

Medicação e dosagem diária	Tempo	S	T	Q	Q	S	S	D
	am.	☐	☐	☐	☐	☐	☐	☐
	am.	☐	☐	☐	☐	☐	☐	☐
	pm.	☐	☐	☐	☐	☐	☐	☐
	pm.	☐	☐	☐	☐	☐	☐	☐
	am.	☐	☐	☐	☐	☐	☐	☐
	am.	☐	☐	☐	☐	☐	☐	☐
	pm.	☐	☐	☐	☐	☐	☐	☐
	pm.	☐	☐	☐	☐	☐	☐	☐
	am.	☐	☐	☐	☐	☐	☐	☐
	am.	☐	☐	☐	☐	☐	☐	☐
	pm.	☐	☐	☐	☐	☐	☐	☐
	pm.	☐	☐	☐	☐	☐	☐	☐
	am.	☐	☐	☐	☐	☐	☐	☐
	am.	☐	☐	☐	☐	☐	☐	☐
	pm.	☐	☐	☐	☐	☐	☐	☐
	pm.	☐	☐	☐	☐	☐	☐	☐
	am.	☐	☐	☐	☐	☐	☐	☐
	am.	☐	☐	☐	☐	☐	☐	☐
	pm.	☐	☐	☐	☐	☐	☐	☐
	pm.	☐	☐	☐	☐	☐	☐	☐
	am.	☐	☐	☐	☐	☐	☐	☐
	am.	☐	☐	☐	☐	☐	☐	☐
	pm.	☐	☐	☐	☐	☐	☐	☐
	pm.	☐	☐	☐	☐	☐	☐	☐
	am.	☐	☐	☐	☐	☐	☐	☐
	am.	☐	☐	☐	☐	☐	☐	☐
	pm.	☐	☐	☐	☐	☐	☐	☐
	pm.	☐	☐	☐	☐	☐	☐	☐

Notas

Início da semana: _____   **Fim da Semana:** _____

Medicação e dosagem diária	Tempo	S	T	Q	Q	S	S	D
	am.	☐	☐	☐	☐	☐	☐	☐
	am.	☐	☐	☐	☐	☐	☐	☐
	pm.	☐	☐	☐	☐	☐	☐	☐
	pm.	☐	☐	☐	☐	☐	☐	☐
	am.	☐	☐	☐	☐	☐	☐	☐
	am.	☐	☐	☐	☐	☐	☐	☐
	pm.	☐	☐	☐	☐	☐	☐	☐
	pm.	☐	☐	☐	☐	☐	☐	☐
	am.	☐	☐	☐	☐	☐	☐	☐
	am.	☐	☐	☐	☐	☐	☐	☐
	pm.	☐	☐	☐	☐	☐	☐	☐
	pm.	☐	☐	☐	☐	☐	☐	☐
	am.	☐	☐	☐	☐	☐	☐	☐
	am.	☐	☐	☐	☐	☐	☐	☐
	pm.	☐	☐	☐	☐	☐	☐	☐
	pm.	☐	☐	☐	☐	☐	☐	☐
	am.	☐	☐	☐	☐	☐	☐	☐
	am.	☐	☐	☐	☐	☐	☐	☐
	pm.	☐	☐	☐	☐	☐	☐	☐
	pm.	☐	☐	☐	☐	☐	☐	☐
	am.	☐	☐	☐	☐	☐	☐	☐
	am.	☐	☐	☐	☐	☐	☐	☐
	pm.	☐	☐	☐	☐	☐	☐	☐
	pm.	☐	☐	☐	☐	☐	☐	☐
	am.	☐	☐	☐	☐	☐	☐	☐
	am.	☐	☐	☐	☐	☐	☐	☐
	pm.	☐	☐	☐	☐	☐	☐	☐
	pm.	☐	☐	☐	☐	☐	☐	☐

Notas

Início da semana: _____   **Fim da Semana:** _____

Medicação e dosagem diária	Tempo	S	T	Q	Q	S	S	D
	am.	☐	☐	☐	☐	☐	☐	☐
	am.	☐	☐	☐	☐	☐	☐	☐
	pm.	☐	☐	☐	☐	☐	☐	☐
	pm.	☐	☐	☐	☐	☐	☐	☐
	am.	☐	☐	☐	☐	☐	☐	☐
	am.	☐	☐	☐	☐	☐	☐	☐
	pm.	☐	☐	☐	☐	☐	☐	☐
	pm.	☐	☐	☐	☐	☐	☐	☐
	am.	☐	☐	☐	☐	☐	☐	☐
	am.	☐	☐	☐	☐	☐	☐	☐
	pm.	☐	☐	☐	☐	☐	☐	☐
	pm.	☐	☐	☐	☐	☐	☐	☐
	am.	☐	☐	☐	☐	☐	☐	☐
	am.	☐	☐	☐	☐	☐	☐	☐
	pm.	☐	☐	☐	☐	☐	☐	☐
	pm.	☐	☐	☐	☐	☐	☐	☐
	am.	☐	☐	☐	☐	☐	☐	☐
	am.	☐	☐	☐	☐	☐	☐	☐
	pm.	☐	☐	☐	☐	☐	☐	☐
	pm.	☐	☐	☐	☐	☐	☐	☐
	am.	☐	☐	☐	☐	☐	☐	☐
	am.	☐	☐	☐	☐	☐	☐	☐
	pm.	☐	☐	☐	☐	☐	☐	☐
	pm.	☐	☐	☐	☐	☐	☐	☐
	am.	☐	☐	☐	☐	☐	☐	☐
	am.	☐	☐	☐	☐	☐	☐	☐
	pm.	☐	☐	☐	☐	☐	☐	☐

Notas

Início da semana: _____   **Fim da Semana:** _____

Medicação e dosagem diária	Tempo	S	T	Q	Q	S	S	D
	am.	☐	☐	☐	☐	☐	☐	☐
	am.	☐	☐	☐	☐	☐	☐	☐
	pm.	☐	☐	☐	☐	☐	☐	☐
	pm.	☐	☐	☐	☐	☐	☐	☐
	am.	☐	☐	☐	☐	☐	☐	☐
	am.	☐	☐	☐	☐	☐	☐	☐
	pm.	☐	☐	☐	☐	☐	☐	☐
	pm.	☐	☐	☐	☐	☐	☐	☐
	am.	☐	☐	☐	☐	☐	☐	☐
	am.	☐	☐	☐	☐	☐	☐	☐
	pm.	☐	☐	☐	☐	☐	☐	☐
	pm.	☐	☐	☐	☐	☐	☐	☐
	am.	☐	☐	☐	☐	☐	☐	☐
	am.	☐	☐	☐	☐	☐	☐	☐
	pm.	☐	☐	☐	☐	☐	☐	☐
	pm.	☐	☐	☐	☐	☐	☐	☐
	am.	☐	☐	☐	☐	☐	☐	☐
	am.	☐	☐	☐	☐	☐	☐	☐
	pm.	☐	☐	☐	☐	☐	☐	☐
	pm.	☐	☐	☐	☐	☐	☐	☐
	am.	☐	☐	☐	☐	☐	☐	☐
	am.	☐	☐	☐	☐	☐	☐	☐
	pm.	☐	☐	☐	☐	☐	☐	☐
	pm.	☐	☐	☐	☐	☐	☐	☐
	am.	☐	☐	☐	☐	☐	☐	☐
	am.	☐	☐	☐	☐	☐	☐	☐
	pm.	☐	☐	☐	☐	☐	☐	☐
	pm.	☐	☐	☐	☐	☐	☐	☐

Notas

Início da semana: _____   **Fim da Semana:** _____

Medicação e dosagem diária	Tempo	S	T	Q	Q	S	S	D
	am.	☐	☐	☐	☐	☐	☐	☐
	am.	☐	☐	☐	☐	☐	☐	☐
	pm.	☐	☐	☐	☐	☐	☐	☐
	pm.	☐	☐	☐	☐	☐	☐	☐
	am.	☐	☐	☐	☐	☐	☐	☐
	am.	☐	☐	☐	☐	☐	☐	☐
	pm.	☐	☐	☐	☐	☐	☐	☐
	pm.	☐	☐	☐	☐	☐	☐	☐
	am.	☐	☐	☐	☐	☐	☐	☐
	am.	☐	☐	☐	☐	☐	☐	☐
	pm.	☐	☐	☐	☐	☐	☐	☐
	pm.	☐	☐	☐	☐	☐	☐	☐
	am.	☐	☐	☐	☐	☐	☐	☐
	am.	☐	☐	☐	☐	☐	☐	☐
	pm.	☐	☐	☐	☐	☐	☐	☐
	pm.	☐	☐	☐	☐	☐	☐	☐
	am.	☐	☐	☐	☐	☐	☐	☐
	am.	☐	☐	☐	☐	☐	☐	☐
	pm.	☐	☐	☐	☐	☐	☐	☐
	pm.	☐	☐	☐	☐	☐	☐	☐
	am.	☐	☐	☐	☐	☐	☐	☐
	am.	☐	☐	☐	☐	☐	☐	☐
	pm.	☐	☐	☐	☐	☐	☐	☐
	pm.	☐	☐	☐	☐	☐	☐	☐
	am.	☐	☐	☐	☐	☐	☐	☐
	am.	☐	☐	☐	☐	☐	☐	☐
	pm.	☐	☐	☐	☐	☐	☐	☐
	pm.	☐	☐	☐	☐	☐	☐	☐

Notas

Início da semana: _____   **Fim da Semana:** _____

Medicação e dosagem diária	Tempo	S	T	Q	Q	S	S	D
	am.	☐	☐	☐	☐	☐	☐	☐
	am.	☐	☐	☐	☐	☐	☐	☐
	pm.	☐	☐	☐	☐	☐	☐	☐
	pm.	☐	☐	☐	☐	☐	☐	☐
	am.	☐	☐	☐	☐	☐	☐	☐
	am.	☐	☐	☐	☐	☐	☐	☐
	pm.	☐	☐	☐	☐	☐	☐	☐
	pm.	☐	☐	☐	☐	☐	☐	☐
	am.	☐	☐	☐	☐	☐	☐	☐
	am.	☐	☐	☐	☐	☐	☐	☐
	pm.	☐	☐	☐	☐	☐	☐	☐
	pm.	☐	☐	☐	☐	☐	☐	☐
	am.	☐	☐	☐	☐	☐	☐	☐
	am.	☐	☐	☐	☐	☐	☐	☐
	pm.	☐	☐	☐	☐	☐	☐	☐
	pm.	☐	☐	☐	☐	☐	☐	☐
	am.	☐	☐	☐	☐	☐	☐	☐
	am.	☐	☐	☐	☐	☐	☐	☐
	pm.	☐	☐	☐	☐	☐	☐	☐
	pm.	☐	☐	☐	☐	☐	☐	☐
	am.	☐	☐	☐	☐	☐	☐	☐
	am.	☐	☐	☐	☐	☐	☐	☐
	pm.	☐	☐	☐	☐	☐	☐	☐
	pm.	☐	☐	☐	☐	☐	☐	☐
	am.	☐	☐	☐	☐	☐	☐	☐
	am.	☐	☐	☐	☐	☐	☐	☐
	pm.	☐	☐	☐	☐	☐	☐	☐
	pm.	☐	☐	☐	☐	☐	☐	☐

Notas

Início da semana: _____   **Fim da Semana:** _____

Medicação e dosagem diária	Tempo	S	T	Q	Q	S	S	D
	am.	☐	☐	☐	☐	☐	☐	☐
	am.	☐	☐	☐	☐	☐	☐	☐
	pm.	☐	☐	☐	☐	☐	☐	☐
	pm.	☐	☐	☐	☐	☐	☐	☐
	am.	☐	☐	☐	☐	☐	☐	☐
	am.	☐	☐	☐	☐	☐	☐	☐
	pm.	☐	☐	☐	☐	☐	☐	☐
	pm.	☐	☐	☐	☐	☐	☐	☐
	am.	☐	☐	☐	☐	☐	☐	☐
	am.	☐	☐	☐	☐	☐	☐	☐
	pm.	☐	☐	☐	☐	☐	☐	☐
	pm.	☐	☐	☐	☐	☐	☐	☐
	am.	☐	☐	☐	☐	☐	☐	☐
	am.	☐	☐	☐	☐	☐	☐	☐
	pm.	☐	☐	☐	☐	☐	☐	☐
	pm.	☐	☐	☐	☐	☐	☐	☐
	am.	☐	☐	☐	☐	☐	☐	☐
	am.	☐	☐	☐	☐	☐	☐	☐
	pm.	☐	☐	☐	☐	☐	☐	☐
	pm.	☐	☐	☐	☐	☐	☐	☐
	am.	☐	☐	☐	☐	☐	☐	☐
	am.	☐	☐	☐	☐	☐	☐	☐
	pm.	☐	☐	☐	☐	☐	☐	☐
	pm.	☐	☐	☐	☐	☐	☐	☐
	am.	☐	☐	☐	☐	☐	☐	☐
	am.	☐	☐	☐	☐	☐	☐	☐
	pm.	☐	☐	☐	☐	☐	☐	☐
	pm.	☐	☐	☐	☐	☐	☐	☐

Notas

Início da semana: _____   **Fim da Semana:** _____

Medicação e dosagem diária	Tempo	S	T	Q	Q	S	S	D
	am.	☐	☐	☐	☐	☐	☐	☐
	am.	☐	☐	☐	☐	☐	☐	☐
	pm.	☐	☐	☐	☐	☐	☐	☐
	pm.	☐	☐	☐	☐	☐	☐	☐
	am.	☐	☐	☐	☐	☐	☐	☐
	am.	☐	☐	☐	☐	☐	☐	☐
	pm.	☐	☐	☐	☐	☐	☐	☐
	pm.	☐	☐	☐	☐	☐	☐	☐
	am.	☐	☐	☐	☐	☐	☐	☐
	am.	☐	☐	☐	☐	☐	☐	☐
	pm.	☐	☐	☐	☐	☐	☐	☐
	pm.	☐	☐	☐	☐	☐	☐	☐
	am.	☐	☐	☐	☐	☐	☐	☐
	am.	☐	☐	☐	☐	☐	☐	☐
	pm.	☐	☐	☐	☐	☐	☐	☐
	pm.	☐	☐	☐	☐	☐	☐	☐
	am.	☐	☐	☐	☐	☐	☐	☐
	am.	☐	☐	☐	☐	☐	☐	☐
	pm.	☐	☐	☐	☐	☐	☐	☐
	pm.	☐	☐	☐	☐	☐	☐	☐
	am.	☐	☐	☐	☐	☐	☐	☐
	am.	☐	☐	☐	☐	☐	☐	☐
	pm.	☐	☐	☐	☐	☐	☐	☐
	pm.	☐	☐	☐	☐	☐	☐	☐
	am.	☐	☐	☐	☐	☐	☐	☐
	am.	☐	☐	☐	☐	☐	☐	☐
	pm.	☐	☐	☐	☐	☐	☐	☐
	pm.	☐	☐	☐	☐	☐	☐	☐

Notas

Início da semana: _____   **Fim da Semana:** _____

Medicação e dosagem diária	Tempo	S	T	Q	Q	S	S	D
	am.	☐	☐	☐	☐	☐	☐	☐
	am.	☐	☐	☐	☐	☐	☐	☐
	pm.	☐	☐	☐	☐	☐	☐	☐
	pm.	☐	☐	☐	☐	☐	☐	☐
	am.	☐	☐	☐	☐	☐	☐	☐
	am.	☐	☐	☐	☐	☐	☐	☐
	pm.	☐	☐	☐	☐	☐	☐	☐
	pm.	☐	☐	☐	☐	☐	☐	☐
	am.	☐	☐	☐	☐	☐	☐	☐
	am.	☐	☐	☐	☐	☐	☐	☐
	pm.	☐	☐	☐	☐	☐	☐	☐
	pm.	☐	☐	☐	☐	☐	☐	☐
	am.	☐	☐	☐	☐	☐	☐	☐
	am.	☐	☐	☐	☐	☐	☐	☐
	pm.	☐	☐	☐	☐	☐	☐	☐
	pm.	☐	☐	☐	☐	☐	☐	☐
	am.	☐	☐	☐	☐	☐	☐	☐
	am.	☐	☐	☐	☐	☐	☐	☐
	pm.	☐	☐	☐	☐	☐	☐	☐
	pm.	☐	☐	☐	☐	☐	☐	☐
	am.	☐	☐	☐	☐	☐	☐	☐
	am.	☐	☐	☐	☐	☐	☐	☐
	pm.	☐	☐	☐	☐	☐	☐	☐
	pm.	☐	☐	☐	☐	☐	☐	☐
	am.	☐	☐	☐	☐	☐	☐	☐
	am.	☐	☐	☐	☐	☐	☐	☐
	pm.	☐	☐	☐	☐	☐	☐	☐

Notas

Início da semana: _____   **Fim da Semana:** _____

Medicação e dosagem diária	Tempo	S	T	Q	Q	S	S	D
	am.	☐	☐	☐	☐	☐	☐	☐
	am.	☐	☐	☐	☐	☐	☐	☐
	pm.	☐	☐	☐	☐	☐	☐	☐
	pm.	☐	☐	☐	☐	☐	☐	☐
	am.	☐	☐	☐	☐	☐	☐	☐
	am.	☐	☐	☐	☐	☐	☐	☐
	pm.	☐	☐	☐	☐	☐	☐	☐
	pm.	☐	☐	☐	☐	☐	☐	☐
	am.	☐	☐	☐	☐	☐	☐	☐
	am.	☐	☐	☐	☐	☐	☐	☐
	pm.	☐	☐	☐	☐	☐	☐	☐
	pm.	☐	☐	☐	☐	☐	☐	☐
	am.	☐	☐	☐	☐	☐	☐	☐
	am.	☐	☐	☐	☐	☐	☐	☐
	pm.	☐	☐	☐	☐	☐	☐	☐
	pm.	☐	☐	☐	☐	☐	☐	☐
	am.	☐	☐	☐	☐	☐	☐	☐
	am.	☐	☐	☐	☐	☐	☐	☐
	pm.	☐	☐	☐	☐	☐	☐	☐
	pm.	☐	☐	☐	☐	☐	☐	☐
	am.	☐	☐	☐	☐	☐	☐	☐
	am.	☐	☐	☐	☐	☐	☐	☐
	pm.	☐	☐	☐	☐	☐	☐	☐
	pm.	☐	☐	☐	☐	☐	☐	☐
	am.	☐	☐	☐	☐	☐	☐	☐
	am.	☐	☐	☐	☐	☐	☐	☐
	pm.	☐	☐	☐	☐	☐	☐	☐
	pm.	☐	☐	☐	☐	☐	☐	☐

Notas

Início da semana: _____   **Fim da Semana:** _____

Medicação e dosagem diária	Tempo	S	T	Q	Q	S	S	D
	am.	☐	☐	☐	☐	☐	☐	☐
	am.	☐	☐	☐	☐	☐	☐	☐
	pm.	☐	☐	☐	☐	☐	☐	☐
	pm.	☐	☐	☐	☐	☐	☐	☐
	am.	☐	☐	☐	☐	☐	☐	☐
	am.	☐	☐	☐	☐	☐	☐	☐
	pm.	☐	☐	☐	☐	☐	☐	☐
	pm.	☐	☐	☐	☐	☐	☐	☐
	am.	☐	☐	☐	☐	☐	☐	☐
	am.	☐	☐	☐	☐	☐	☐	☐
	pm.	☐	☐	☐	☐	☐	☐	☐
	pm.	☐	☐	☐	☐	☐	☐	☐
	am.	☐	☐	☐	☐	☐	☐	☐
	am.	☐	☐	☐	☐	☐	☐	☐
	pm.	☐	☐	☐	☐	☐	☐	☐
	pm.	☐	☐	☐	☐	☐	☐	☐
	am.	☐	☐	☐	☐	☐	☐	☐
	am.	☐	☐	☐	☐	☐	☐	☐
	pm.	☐	☐	☐	☐	☐	☐	☐
	pm.	☐	☐	☐	☐	☐	☐	☐
	am.	☐	☐	☐	☐	☐	☐	☐
	am.	☐	☐	☐	☐	☐	☐	☐
	pm.	☐	☐	☐	☐	☐	☐	☐
	pm.	☐	☐	☐	☐	☐	☐	☐
	am.	☐	☐	☐	☐	☐	☐	☐
	am.	☐	☐	☐	☐	☐	☐	☐
	pm.	☐	☐	☐	☐	☐	☐	☐
	pm.	☐	☐	☐	☐	☐	☐	☐

Notas

Início da semana: _____   **Fim da Semana:** _____

Medicação e dosagem diária	Tempo	S	T	Q	Q	S	S	D
	am.	☐	☐	☐	☐	☐	☐	☐
	am.	☐	☐	☐	☐	☐	☐	☐
	pm.	☐	☐	☐	☐	☐	☐	☐
	pm.	☐	☐	☐	☐	☐	☐	☐
	am.	☐	☐	☐	☐	☐	☐	☐
	am.	☐	☐	☐	☐	☐	☐	☐
	pm.	☐	☐	☐	☐	☐	☐	☐
	pm.	☐	☐	☐	☐	☐	☐	☐
	am.	☐	☐	☐	☐	☐	☐	☐
	am.	☐	☐	☐	☐	☐	☐	☐
	pm.	☐	☐	☐	☐	☐	☐	☐
	pm.	☐	☐	☐	☐	☐	☐	☐
	am.	☐	☐	☐	☐	☐	☐	☐
	am.	☐	☐	☐	☐	☐	☐	☐
	pm.	☐	☐	☐	☐	☐	☐	☐
	pm.	☐	☐	☐	☐	☐	☐	☐
	am.	☐	☐	☐	☐	☐	☐	☐
	am.	☐	☐	☐	☐	☐	☐	☐
	pm.	☐	☐	☐	☐	☐	☐	☐
	pm.	☐	☐	☐	☐	☐	☐	☐
	am.	☐	☐	☐	☐	☐	☐	☐
	am.	☐	☐	☐	☐	☐	☐	☐
	pm.	☐	☐	☐	☐	☐	☐	☐
	pm.	☐	☐	☐	☐	☐	☐	☐
	am.	☐	☐	☐	☐	☐	☐	☐
	am.	☐	☐	☐	☐	☐	☐	☐
	pm.	☐	☐	☐	☐	☐	☐	☐
	pm.	☐	☐	☐	☐	☐	☐	☐

Notas

Início da semana: _____ **Fim da Semana:** _____

Medicação e dosagem diária	Tempo	S	T	Q	Q	S	S	D
	am.	☐	☐	☐	☐	☐	☐	☐
	am.	☐	☐	☐	☐	☐	☐	☐
	pm.	☐	☐	☐	☐	☐	☐	☐
	pm.	☐	☐	☐	☐	☐	☐	☐
	am.	☐	☐	☐	☐	☐	☐	☐
	am.	☐	☐	☐	☐	☐	☐	☐
	pm.	☐	☐	☐	☐	☐	☐	☐
	pm.	☐	☐	☐	☐	☐	☐	☐
	am.	☐	☐	☐	☐	☐	☐	☐
	am.	☐	☐	☐	☐	☐	☐	☐
	pm.	☐	☐	☐	☐	☐	☐	☐
	pm.	☐	☐	☐	☐	☐	☐	☐
	am.	☐	☐	☐	☐	☐	☐	☐
	am.	☐	☐	☐	☐	☐	☐	☐
	pm.	☐	☐	☐	☐	☐	☐	☐
	pm.	☐	☐	☐	☐	☐	☐	☐
	am.	☐	☐	☐	☐	☐	☐	☐
	am.	☐	☐	☐	☐	☐	☐	☐
	pm.	☐	☐	☐	☐	☐	☐	☐
	pm.	☐	☐	☐	☐	☐	☐	☐
	am.	☐	☐	☐	☐	☐	☐	☐
	am.	☐	☐	☐	☐	☐	☐	☐
	pm.	☐	☐	☐	☐	☐	☐	☐
	pm.	☐	☐	☐	☐	☐	☐	☐
	am.	☐	☐	☐	☐	☐	☐	☐
	am.	☐	☐	☐	☐	☐	☐	☐
	pm.	☐	☐	☐	☐	☐	☐	☐
	pm.	☐	☐	☐	☐	☐	☐	☐

Notas

Início da semana: _____   **Fim da Semana:** _____

Medicação e dosagem diária	Tempo	S	T	Q	Q	S	S	D
	am.	☐	☐	☐	☐	☐	☐	☐
	am.	☐	☐	☐	☐	☐	☐	☐
	pm.	☐	☐	☐	☐	☐	☐	☐
	pm.	☐	☐	☐	☐	☐	☐	☐
	am.	☐	☐	☐	☐	☐	☐	☐
	am.	☐	☐	☐	☐	☐	☐	☐
	pm.	☐	☐	☐	☐	☐	☐	☐
	pm.	☐	☐	☐	☐	☐	☐	☐
	am.	☐	☐	☐	☐	☐	☐	☐
	am.	☐	☐	☐	☐	☐	☐	☐
	pm.	☐	☐	☐	☐	☐	☐	☐
	pm.	☐	☐	☐	☐	☐	☐	☐
	am.	☐	☐	☐	☐	☐	☐	☐
	am.	☐	☐	☐	☐	☐	☐	☐
	pm.	☐	☐	☐	☐	☐	☐	☐
	pm.	☐	☐	☐	☐	☐	☐	☐
	am.	☐	☐	☐	☐	☐	☐	☐
	am.	☐	☐	☐	☐	☐	☐	☐
	pm.	☐	☐	☐	☐	☐	☐	☐
	pm.	☐	☐	☐	☐	☐	☐	☐
	am.	☐	☐	☐	☐	☐	☐	☐
	am.	☐	☐	☐	☐	☐	☐	☐
	pm.	☐	☐	☐	☐	☐	☐	☐
	pm.	☐	☐	☐	☐	☐	☐	☐
	am.	☐	☐	☐	☐	☐	☐	☐
	am.	☐	☐	☐	☐	☐	☐	☐
	pm.	☐	☐	☐	☐	☐	☐	☐
	pm.	☐	☐	☐	☐	☐	☐	☐

Notas

Início da semana: _____　　**Fim da Semana:** _____

Medicação e dosagem diária	Tempo	S	T	Q	Q	S	S	D
	am.	☐	☐	☐	☐	☐	☐	☐
	am.	☐	☐	☐	☐	☐	☐	☐
	pm.	☐	☐	☐	☐	☐	☐	☐
	pm.	☐	☐	☐	☐	☐	☐	☐
	am.	☐	☐	☐	☐	☐	☐	☐
	am.	☐	☐	☐	☐	☐	☐	☐
	pm.	☐	☐	☐	☐	☐	☐	☐
	pm.	☐	☐	☐	☐	☐	☐	☐
	am.	☐	☐	☐	☐	☐	☐	☐
	am.	☐	☐	☐	☐	☐	☐	☐
	pm.	☐	☐	☐	☐	☐	☐	☐
	pm.	☐	☐	☐	☐	☐	☐	☐
	am.	☐	☐	☐	☐	☐	☐	☐
	am.	☐	☐	☐	☐	☐	☐	☐
	pm.	☐	☐	☐	☐	☐	☐	☐
	pm.	☐	☐	☐	☐	☐	☐	☐
	am.	☐	☐	☐	☐	☐	☐	☐
	am.	☐	☐	☐	☐	☐	☐	☐
	pm.	☐	☐	☐	☐	☐	☐	☐
	pm.	☐	☐	☐	☐	☐	☐	☐
	am.	☐	☐	☐	☐	☐	☐	☐
	am.	☐	☐	☐	☐	☐	☐	☐
	pm.	☐	☐	☐	☐	☐	☐	☐
	pm.	☐	☐	☐	☐	☐	☐	☐
	am.	☐	☐	☐	☐	☐	☐	☐
	am.	☐	☐	☐	☐	☐	☐	☐
	pm.	☐	☐	☐	☐	☐	☐	☐
	pm.	☐	☐	☐	☐	☐	☐	☐

Notas

Início da semana: _____   **Fim da Semana:** _____

Medicação e dosagem diária	Tempo	S	T	Q	Q	S	S	D
	am.	☐	☐	☐	☐	☐	☐	☐
	am.	☐	☐	☐	☐	☐	☐	☐
	pm.	☐	☐	☐	☐	☐	☐	☐
	pm.	☐	☐	☐	☐	☐	☐	☐
	am.	☐	☐	☐	☐	☐	☐	☐
	am.	☐	☐	☐	☐	☐	☐	☐
	pm.	☐	☐	☐	☐	☐	☐	☐
	pm.	☐	☐	☐	☐	☐	☐	☐
	am.	☐	☐	☐	☐	☐	☐	☐
	am.	☐	☐	☐	☐	☐	☐	☐
	pm.	☐	☐	☐	☐	☐	☐	☐
	pm.	☐	☐	☐	☐	☐	☐	☐
	am.	☐	☐	☐	☐	☐	☐	☐
	am.	☐	☐	☐	☐	☐	☐	☐
	pm.	☐	☐	☐	☐	☐	☐	☐
	pm.	☐	☐	☐	☐	☐	☐	☐
	am.	☐	☐	☐	☐	☐	☐	☐
	am.	☐	☐	☐	☐	☐	☐	☐
	pm.	☐	☐	☐	☐	☐	☐	☐
	pm.	☐	☐	☐	☐	☐	☐	☐
	am.	☐	☐	☐	☐	☐	☐	☐
	am.	☐	☐	☐	☐	☐	☐	☐
	pm.	☐	☐	☐	☐	☐	☐	☐
	pm.	☐	☐	☐	☐	☐	☐	☐
	am.	☐	☐	☐	☐	☐	☐	☐
	am.	☐	☐	☐	☐	☐	☐	☐
	pm.	☐	☐	☐	☐	☐	☐	☐
	pm.	☐	☐	☐	☐	☐	☐	☐

Notas

Início da semana: _____   **Fim da Semana:** _____

Medicação e dosagem diária	Tempo	S	T	Q	Q	S	S	D
	am.	☐	☐	☐	☐	☐	☐	☐
	am.	☐	☐	☐	☐	☐	☐	☐
	pm.	☐	☐	☐	☐	☐	☐	☐
	pm.	☐	☐	☐	☐	☐	☐	☐
	am.	☐	☐	☐	☐	☐	☐	☐
	am.	☐	☐	☐	☐	☐	☐	☐
	pm.	☐	☐	☐	☐	☐	☐	☐
	pm.	☐	☐	☐	☐	☐	☐	☐
	am.	☐	☐	☐	☐	☐	☐	☐
	am.	☐	☐	☐	☐	☐	☐	☐
	pm.	☐	☐	☐	☐	☐	☐	☐
	pm.	☐	☐	☐	☐	☐	☐	☐
	am.	☐	☐	☐	☐	☐	☐	☐
	am.	☐	☐	☐	☐	☐	☐	☐
	pm.	☐	☐	☐	☐	☐	☐	☐
	pm.	☐	☐	☐	☐	☐	☐	☐
	am.	☐	☐	☐	☐	☐	☐	☐
	am.	☐	☐	☐	☐	☐	☐	☐
	pm.	☐	☐	☐	☐	☐	☐	☐
	pm.	☐	☐	☐	☐	☐	☐	☐
	am.	☐	☐	☐	☐	☐	☐	☐
	am.	☐	☐	☐	☐	☐	☐	☐
	pm.	☐	☐	☐	☐	☐	☐	☐
	pm.	☐	☐	☐	☐	☐	☐	☐
	am.	☐	☐	☐	☐	☐	☐	☐

Notas

Início da semana: _____   **Fim da Semana:** _____

Medicação e dosagem diária	Tempo	S	T	Q	Q	S	S	D
	am.	☐	☐	☐	☐	☐	☐	☐
	am.	☐	☐	☐	☐	☐	☐	☐
	pm.	☐	☐	☐	☐	☐	☐	☐
	pm.	☐	☐	☐	☐	☐	☐	☐
	am.	☐	☐	☐	☐	☐	☐	☐
	am.	☐	☐	☐	☐	☐	☐	☐
	pm.	☐	☐	☐	☐	☐	☐	☐
	pm.	☐	☐	☐	☐	☐	☐	☐
	am.	☐	☐	☐	☐	☐	☐	☐
	am.	☐	☐	☐	☐	☐	☐	☐
	pm.	☐	☐	☐	☐	☐	☐	☐
	pm.	☐	☐	☐	☐	☐	☐	☐
	am.	☐	☐	☐	☐	☐	☐	☐
	am.	☐	☐	☐	☐	☐	☐	☐
	pm.	☐	☐	☐	☐	☐	☐	☐
	pm.	☐	☐	☐	☐	☐	☐	☐
	am.	☐	☐	☐	☐	☐	☐	☐
	am.	☐	☐	☐	☐	☐	☐	☐
	pm.	☐	☐	☐	☐	☐	☐	☐
	pm.	☐	☐	☐	☐	☐	☐	☐
	am.	☐	☐	☐	☐	☐	☐	☐
	am.	☐	☐	☐	☐	☐	☐	☐
	pm.	☐	☐	☐	☐	☐	☐	☐
	pm.	☐	☐	☐	☐	☐	☐	☐
	am.	☐	☐	☐	☐	☐	☐	☐
	am.	☐	☐	☐	☐	☐	☐	☐
	pm.	☐	☐	☐	☐	☐	☐	☐
	pm.	☐	☐	☐	☐	☐	☐	☐

Notas

Início da semana: _____   **Fim da Semana:** _____

Medicação e dosagem diária	Tempo	S	T	Q	Q	S	S	D
	am.	☐	☐	☐	☐	☐	☐	☐
	am.	☐	☐	☐	☐	☐	☐	☐
	pm.	☐	☐	☐	☐	☐	☐	☐
	pm.	☐	☐	☐	☐	☐	☐	☐
	am.	☐	☐	☐	☐	☐	☐	☐
	am.	☐	☐	☐	☐	☐	☐	☐
	pm.	☐	☐	☐	☐	☐	☐	☐
	pm.	☐	☐	☐	☐	☐	☐	☐
	am.	☐	☐	☐	☐	☐	☐	☐
	am.	☐	☐	☐	☐	☐	☐	☐
	pm.	☐	☐	☐	☐	☐	☐	☐
	pm.	☐	☐	☐	☐	☐	☐	☐
	am.	☐	☐	☐	☐	☐	☐	☐
	am.	☐	☐	☐	☐	☐	☐	☐
	pm.	☐	☐	☐	☐	☐	☐	☐
	pm.	☐	☐	☐	☐	☐	☐	☐
	am.	☐	☐	☐	☐	☐	☐	☐
	am.	☐	☐	☐	☐	☐	☐	☐
	pm.	☐	☐	☐	☐	☐	☐	☐
	pm.	☐	☐	☐	☐	☐	☐	☐
	am.	☐	☐	☐	☐	☐	☐	☐
	am.	☐	☐	☐	☐	☐	☐	☐
	pm.	☐	☐	☐	☐	☐	☐	☐
	pm.	☐	☐	☐	☐	☐	☐	☐
	am.	☐	☐	☐	☐	☐	☐	☐
	am.	☐	☐	☐	☐	☐	☐	☐
	pm.	☐	☐	☐	☐	☐	☐	☐
	pm.	☐	☐	☐	☐	☐	☐	☐

Notas

Início da semana: _____   **Fim da Semana:** _____

Medicação e dosagem diária	Tempo	S	T	Q	Q	S	S	D
	am.	☐	☐	☐	☐	☐	☐	☐
	am.	☐	☐	☐	☐	☐	☐	☐
	pm.	☐	☐	☐	☐	☐	☐	☐
	pm.	☐	☐	☐	☐	☐	☐	☐
	am.	☐	☐	☐	☐	☐	☐	☐
	am.	☐	☐	☐	☐	☐	☐	☐
	pm.	☐	☐	☐	☐	☐	☐	☐
	pm.	☐	☐	☐	☐	☐	☐	☐
	am.	☐	☐	☐	☐	☐	☐	☐
	am.	☐	☐	☐	☐	☐	☐	☐
	pm.	☐	☐	☐	☐	☐	☐	☐
	pm.	☐	☐	☐	☐	☐	☐	☐
	am.	☐	☐	☐	☐	☐	☐	☐
	am.	☐	☐	☐	☐	☐	☐	☐
	pm.	☐	☐	☐	☐	☐	☐	☐
	pm.	☐	☐	☐	☐	☐	☐	☐
	am.	☐	☐	☐	☐	☐	☐	☐
	am.	☐	☐	☐	☐	☐	☐	☐
	pm.	☐	☐	☐	☐	☐	☐	☐
	pm.	☐	☐	☐	☐	☐	☐	☐
	am.	☐	☐	☐	☐	☐	☐	☐
	am.	☐	☐	☐	☐	☐	☐	☐
	pm.	☐	☐	☐	☐	☐	☐	☐
	pm.	☐	☐	☐	☐	☐	☐	☐
	am.	☐	☐	☐	☐	☐	☐	☐
	am.	☐	☐	☐	☐	☐	☐	☐
	pm.	☐	☐	☐	☐	☐	☐	☐
	pm.	☐	☐	☐	☐	☐	☐	☐

Notas

Início da semana: _____   **Fim da Semana:** _____

Medicação e dosagem diária	Tempo	S	T	Q	Q	S	S	D
	am.	☐	☐	☐	☐	☐	☐	☐
	am.	☐	☐	☐	☐	☐	☐	☐
	pm.	☐	☐	☐	☐	☐	☐	☐
	pm.	☐	☐	☐	☐	☐	☐	☐
	am.	☐	☐	☐	☐	☐	☐	☐
	am.	☐	☐	☐	☐	☐	☐	☐
	pm.	☐	☐	☐	☐	☐	☐	☐
	pm.	☐	☐	☐	☐	☐	☐	☐
	am.	☐	☐	☐	☐	☐	☐	☐
	am.	☐	☐	☐	☐	☐	☐	☐
	pm.	☐	☐	☐	☐	☐	☐	☐
	pm.	☐	☐	☐	☐	☐	☐	☐
	am.	☐	☐	☐	☐	☐	☐	☐
	am.	☐	☐	☐	☐	☐	☐	☐
	pm.	☐	☐	☐	☐	☐	☐	☐
	pm.	☐	☐	☐	☐	☐	☐	☐
	am.	☐	☐	☐	☐	☐	☐	☐
	am.	☐	☐	☐	☐	☐	☐	☐
	pm.	☐	☐	☐	☐	☐	☐	☐
	pm.	☐	☐	☐	☐	☐	☐	☐
	am.	☐	☐	☐	☐	☐	☐	☐
	am.	☐	☐	☐	☐	☐	☐	☐
	pm.	☐	☐	☐	☐	☐	☐	☐
	pm.	☐	☐	☐	☐	☐	☐	☐
	am.	☐	☐	☐	☐	☐	☐	☐
	am.	☐	☐	☐	☐	☐	☐	☐
	pm.	☐	☐	☐	☐	☐	☐	☐
	pm.	☐	☐	☐	☐	☐	☐	☐

Notas

Início da semana: _____   **Fim da Semana:** _____

Medicação e dosagem diária	Tempo	S	T	Q	Q	S	S	D
	am.	☐	☐	☐	☐	☐	☐	☐
	am.	☐	☐	☐	☐	☐	☐	☐
	pm.	☐	☐	☐	☐	☐	☐	☐
	pm.	☐	☐	☐	☐	☐	☐	☐
	am.	☐	☐	☐	☐	☐	☐	☐
	am.	☐	☐	☐	☐	☐	☐	☐
	pm.	☐	☐	☐	☐	☐	☐	☐
	pm.	☐	☐	☐	☐	☐	☐	☐
	am.	☐	☐	☐	☐	☐	☐	☐
	am.	☐	☐	☐	☐	☐	☐	☐
	pm.	☐	☐	☐	☐	☐	☐	☐
	pm.	☐	☐	☐	☐	☐	☐	☐
	am.	☐	☐	☐	☐	☐	☐	☐
	am.	☐	☐	☐	☐	☐	☐	☐
	pm.	☐	☐	☐	☐	☐	☐	☐
	pm.	☐	☐	☐	☐	☐	☐	☐
	am.	☐	☐	☐	☐	☐	☐	☐
	am.	☐	☐	☐	☐	☐	☐	☐
	pm.	☐	☐	☐	☐	☐	☐	☐
	pm.	☐	☐	☐	☐	☐	☐	☐
	am.	☐	☐	☐	☐	☐	☐	☐
	am.	☐	☐	☐	☐	☐	☐	☐
	pm.	☐	☐	☐	☐	☐	☐	☐
	pm.	☐	☐	☐	☐	☐	☐	☐
	am.	☐	☐	☐	☐	☐	☐	☐
	am.	☐	☐	☐	☐	☐	☐	☐
	pm.	☐	☐	☐	☐	☐	☐	☐
	pm.	☐	☐	☐	☐	☐	☐	☐

Notas

Início da semana: _____   **Fim da Semana:** _____

Medicação e dosagem diária	Tempo	S	T	Q	Q	S	S	D
	am.	☐	☐	☐	☐	☐	☐	☐
	am.	☐	☐	☐	☐	☐	☐	☐
	pm.	☐	☐	☐	☐	☐	☐	☐
	pm.	☐	☐	☐	☐	☐	☐	☐
	am.	☐	☐	☐	☐	☐	☐	☐
	am.	☐	☐	☐	☐	☐	☐	☐
	pm.	☐	☐	☐	☐	☐	☐	☐
	pm.	☐	☐	☐	☐	☐	☐	☐
	am.	☐	☐	☐	☐	☐	☐	☐
	am.	☐	☐	☐	☐	☐	☐	☐
	pm.	☐	☐	☐	☐	☐	☐	☐
	pm.	☐	☐	☐	☐	☐	☐	☐
	am.	☐	☐	☐	☐	☐	☐	☐
	am.	☐	☐	☐	☐	☐	☐	☐
	pm.	☐	☐	☐	☐	☐	☐	☐
	pm.	☐	☐	☐	☐	☐	☐	☐
	am.	☐	☐	☐	☐	☐	☐	☐
	am.	☐	☐	☐	☐	☐	☐	☐
	pm.	☐	☐	☐	☐	☐	☐	☐
	pm.	☐	☐	☐	☐	☐	☐	☐
	am.	☐	☐	☐	☐	☐	☐	☐
	am.	☐	☐	☐	☐	☐	☐	☐
	pm.	☐	☐	☐	☐	☐	☐	☐
	pm.	☐	☐	☐	☐	☐	☐	☐
	am.	☐	☐	☐	☐	☐	☐	☐
	am.	☐	☐	☐	☐	☐	☐	☐
	pm.	☐	☐	☐	☐	☐	☐	☐
	pm.	☐	☐	☐	☐	☐	☐	☐

Notas

Início da semana: _____   **Fim da Semana:** _____

Medicação e dosagem diária	Tempo	S	T	Q	Q	S	S	D
	am.	☐	☐	☐	☐	☐	☐	☐
	am.	☐	☐	☐	☐	☐	☐	☐
	pm.	☐	☐	☐	☐	☐	☐	☐
	pm.	☐	☐	☐	☐	☐	☐	☐
	am.	☐	☐	☐	☐	☐	☐	☐
	am.	☐	☐	☐	☐	☐	☐	☐
	pm.	☐	☐	☐	☐	☐	☐	☐
	pm.	☐	☐	☐	☐	☐	☐	☐
	am.	☐	☐	☐	☐	☐	☐	☐
	am.	☐	☐	☐	☐	☐	☐	☐
	pm.	☐	☐	☐	☐	☐	☐	☐
	pm.	☐	☐	☐	☐	☐	☐	☐
	am.	☐	☐	☐	☐	☐	☐	☐
	am.	☐	☐	☐	☐	☐	☐	☐
	pm.	☐	☐	☐	☐	☐	☐	☐
	pm.	☐	☐	☐	☐	☐	☐	☐
	am.	☐	☐	☐	☐	☐	☐	☐
	am.	☐	☐	☐	☐	☐	☐	☐
	pm.	☐	☐	☐	☐	☐	☐	☐
	pm.	☐	☐	☐	☐	☐	☐	☐
	am.	☐	☐	☐	☐	☐	☐	☐
	am.	☐	☐	☐	☐	☐	☐	☐
	pm.	☐	☐	☐	☐	☐	☐	☐
	pm.	☐	☐	☐	☐	☐	☐	☐
	am.	☐	☐	☐	☐	☐	☐	☐
	am.	☐	☐	☐	☐	☐	☐	☐
	pm.	☐	☐	☐	☐	☐	☐	☐
	pm.	☐	☐	☐	☐	☐	☐	☐
	am.	☐	☐	☐	☐	☐	☐	☐
	am.	☐	☐	☐	☐	☐	☐	☐
	pm.	☐	☐	☐	☐	☐	☐	☐
	pm.	☐	☐	☐	☐	☐	☐	☐

Notas

Início da semana: _____   **Fim da Semana:** _____

Medicação e dosagem diária	Tempo	S	T	Q	Q	S	S	D
	am.	☐	☐	☐	☐	☐	☐	☐
	am.	☐	☐	☐	☐	☐	☐	☐
	pm.	☐	☐	☐	☐	☐	☐	☐
	pm.	☐	☐	☐	☐	☐	☐	☐
	am.	☐	☐	☐	☐	☐	☐	☐
	am.	☐	☐	☐	☐	☐	☐	☐
	pm.	☐	☐	☐	☐	☐	☐	☐
	pm.	☐	☐	☐	☐	☐	☐	☐
	am.	☐	☐	☐	☐	☐	☐	☐
	am.	☐	☐	☐	☐	☐	☐	☐
	pm.	☐	☐	☐	☐	☐	☐	☐
	pm.	☐	☐	☐	☐	☐	☐	☐
	am.	☐	☐	☐	☐	☐	☐	☐
	am.	☐	☐	☐	☐	☐	☐	☐
	pm.	☐	☐	☐	☐	☐	☐	☐
	pm.	☐	☐	☐	☐	☐	☐	☐
	am.	☐	☐	☐	☐	☐	☐	☐
	am.	☐	☐	☐	☐	☐	☐	☐
	pm.	☐	☐	☐	☐	☐	☐	☐
	pm.	☐	☐	☐	☐	☐	☐	☐
	am.	☐	☐	☐	☐	☐	☐	☐
	am.	☐	☐	☐	☐	☐	☐	☐
	pm.	☐	☐	☐	☐	☐	☐	☐
	pm.	☐	☐	☐	☐	☐	☐	☐
	am.	☐	☐	☐	☐	☐	☐	☐
	am.	☐	☐	☐	☐	☐	☐	☐
	pm.	☐	☐	☐	☐	☐	☐	☐
	pm.	☐	☐	☐	☐	☐	☐	☐

Notas

Início da semana: _____   **Fim da Semana:** _____

Medicação e dosagem diária	Tempo	S	T	Q	Q	S	S	D
	am.	☐	☐	☐	☐	☐	☐	☐
	am.	☐	☐	☐	☐	☐	☐	☐
	pm.	☐	☐	☐	☐	☐	☐	☐
	pm.	☐	☐	☐	☐	☐	☐	☐
	am.	☐	☐	☐	☐	☐	☐	☐
	am.	☐	☐	☐	☐	☐	☐	☐
	pm.	☐	☐	☐	☐	☐	☐	☐
	pm.	☐	☐	☐	☐	☐	☐	☐
	am.	☐	☐	☐	☐	☐	☐	☐
	am.	☐	☐	☐	☐	☐	☐	☐
	pm.	☐	☐	☐	☐	☐	☐	☐
	pm.	☐	☐	☐	☐	☐	☐	☐
	am.	☐	☐	☐	☐	☐	☐	☐
	am.	☐	☐	☐	☐	☐	☐	☐
	pm.	☐	☐	☐	☐	☐	☐	☐
	pm.	☐	☐	☐	☐	☐	☐	☐
	am.	☐	☐	☐	☐	☐	☐	☐
	am.	☐	☐	☐	☐	☐	☐	☐
	pm.	☐	☐	☐	☐	☐	☐	☐
	pm.	☐	☐	☐	☐	☐	☐	☐
	am.	☐	☐	☐	☐	☐	☐	☐
	am.	☐	☐	☐	☐	☐	☐	☐
	pm.	☐	☐	☐	☐	☐	☐	☐
	pm.	☐	☐	☐	☐	☐	☐	☐
	am.	☐	☐	☐	☐	☐	☐	☐
	am.	☐	☐	☐	☐	☐	☐	☐
	pm.	☐	☐	☐	☐	☐	☐	☐
	pm.	☐	☐	☐	☐	☐	☐	☐

Notas

Início da semana: _____   **Fim da Semana:** _____

Medicação e dosagem diária	Tempo	S	T	Q	Q	S	S	D
	am.	☐	☐	☐	☐	☐	☐	☐
	am.	☐	☐	☐	☐	☐	☐	☐
	pm.	☐	☐	☐	☐	☐	☐	☐
	pm.	☐	☐	☐	☐	☐	☐	☐
	am.	☐	☐	☐	☐	☐	☐	☐
	am.	☐	☐	☐	☐	☐	☐	☐
	pm.	☐	☐	☐	☐	☐	☐	☐
	pm.	☐	☐	☐	☐	☐	☐	☐
	am.	☐	☐	☐	☐	☐	☐	☐
	am.	☐	☐	☐	☐	☐	☐	☐
	pm.	☐	☐	☐	☐	☐	☐	☐
	pm.	☐	☐	☐	☐	☐	☐	☐
	am.	☐	☐	☐	☐	☐	☐	☐
	am.	☐	☐	☐	☐	☐	☐	☐
	pm.	☐	☐	☐	☐	☐	☐	☐
	pm.	☐	☐	☐	☐	☐	☐	☐
	am.	☐	☐	☐	☐	☐	☐	☐
	am.	☐	☐	☐	☐	☐	☐	☐
	pm.	☐	☐	☐	☐	☐	☐	☐
	pm.	☐	☐	☐	☐	☐	☐	☐
	am.	☐	☐	☐	☐	☐	☐	☐
	am.	☐	☐	☐	☐	☐	☐	☐
	pm.	☐	☐	☐	☐	☐	☐	☐
	pm.	☐	☐	☐	☐	☐	☐	☐
	am.	☐	☐	☐	☐	☐	☐	☐
	am.	☐	☐	☐	☐	☐	☐	☐
	pm.	☐	☐	☐	☐	☐	☐	☐
	pm.	☐	☐	☐	☐	☐	☐	☐

Notas

Início da semana: _____   **Fim da Semana:** _____

Medicação e dosagem diária	Tempo	S	T	Q	Q	S	S	D
	am.	☐	☐	☐	☐	☐	☐	☐
	am.	☐	☐	☐	☐	☐	☐	☐
	pm.	☐	☐	☐	☐	☐	☐	☐
	pm.	☐	☐	☐	☐	☐	☐	☐
	am.	☐	☐	☐	☐	☐	☐	☐
	am.	☐	☐	☐	☐	☐	☐	☐
	pm.	☐	☐	☐	☐	☐	☐	☐
	pm.	☐	☐	☐	☐	☐	☐	☐
	am.	☐	☐	☐	☐	☐	☐	☐
	am.	☐	☐	☐	☐	☐	☐	☐
	pm.	☐	☐	☐	☐	☐	☐	☐
	pm.	☐	☐	☐	☐	☐	☐	☐
	am.	☐	☐	☐	☐	☐	☐	☐
	am.	☐	☐	☐	☐	☐	☐	☐
	pm.	☐	☐	☐	☐	☐	☐	☐
	pm.	☐	☐	☐	☐	☐	☐	☐
	am.	☐	☐	☐	☐	☐	☐	☐
	am.	☐	☐	☐	☐	☐	☐	☐
	pm.	☐	☐	☐	☐	☐	☐	☐
	pm.	☐	☐	☐	☐	☐	☐	☐
	am.	☐	☐	☐	☐	☐	☐	☐
	am.	☐	☐	☐	☐	☐	☐	☐
	pm.	☐	☐	☐	☐	☐	☐	☐
	pm.	☐	☐	☐	☐	☐	☐	☐
	am.	☐	☐	☐	☐	☐	☐	☐
	am.	☐	☐	☐	☐	☐	☐	☐
	pm.	☐	☐	☐	☐	☐	☐	☐
	pm.	☐	☐	☐	☐	☐	☐	☐

Notas

Início da semana: _____   **Fim da Semana:** _____

Medicação e dosagem diária	Tempo	S	T	Q	Q	S	S	D
	am.	☐	☐	☐	☐	☐	☐	☐
	am.	☐	☐	☐	☐	☐	☐	☐
	pm.	☐	☐	☐	☐	☐	☐	☐
	pm.	☐	☐	☐	☐	☐	☐	☐
	am.	☐	☐	☐	☐	☐	☐	☐
	am.	☐	☐	☐	☐	☐	☐	☐
	pm.	☐	☐	☐	☐	☐	☐	☐
	pm.	☐	☐	☐	☐	☐	☐	☐
	am.	☐	☐	☐	☐	☐	☐	☐
	am.	☐	☐	☐	☐	☐	☐	☐
	pm.	☐	☐	☐	☐	☐	☐	☐
	pm.	☐	☐	☐	☐	☐	☐	☐
	am.	☐	☐	☐	☐	☐	☐	☐
	am.	☐	☐	☐	☐	☐	☐	☐
	pm.	☐	☐	☐	☐	☐	☐	☐
	pm.	☐	☐	☐	☐	☐	☐	☐
	am.	☐	☐	☐	☐	☐	☐	☐
	am.	☐	☐	☐	☐	☐	☐	☐
	pm.	☐	☐	☐	☐	☐	☐	☐
	pm.	☐	☐	☐	☐	☐	☐	☐
	am.	☐	☐	☐	☐	☐	☐	☐
	am.	☐	☐	☐	☐	☐	☐	☐
	pm.	☐	☐	☐	☐	☐	☐	☐
	pm.	☐	☐	☐	☐	☐	☐	☐

Notas

Início da semana: _____   **Fim da Semana:** _____

Medicação e dosagem diária	Tempo	S	T	Q	Q	S	S	D
	am.	☐	☐	☐	☐	☐	☐	☐
	am.	☐	☐	☐	☐	☐	☐	☐
	pm.	☐	☐	☐	☐	☐	☐	☐
	pm.	☐	☐	☐	☐	☐	☐	☐
	am.	☐	☐	☐	☐	☐	☐	☐
	am.	☐	☐	☐	☐	☐	☐	☐
	pm.	☐	☐	☐	☐	☐	☐	☐
	pm.	☐	☐	☐	☐	☐	☐	☐
	am.	☐	☐	☐	☐	☐	☐	☐
	am.	☐	☐	☐	☐	☐	☐	☐
	pm.	☐	☐	☐	☐	☐	☐	☐
	pm.	☐	☐	☐	☐	☐	☐	☐
	am.	☐	☐	☐	☐	☐	☐	☐
	am.	☐	☐	☐	☐	☐	☐	☐
	pm.	☐	☐	☐	☐	☐	☐	☐
	pm.	☐	☐	☐	☐	☐	☐	☐
	am.	☐	☐	☐	☐	☐	☐	☐
	am.	☐	☐	☐	☐	☐	☐	☐
	pm.	☐	☐	☐	☐	☐	☐	☐
	pm.	☐	☐	☐	☐	☐	☐	☐
	am.	☐	☐	☐	☐	☐	☐	☐
	am.	☐	☐	☐	☐	☐	☐	☐
	pm.	☐	☐	☐	☐	☐	☐	☐
	pm.	☐	☐	☐	☐	☐	☐	☐
	am.	☐	☐	☐	☐	☐	☐	☐
	am.	☐	☐	☐	☐	☐	☐	☐
	pm.	☐	☐	☐	☐	☐	☐	☐
	pm.	☐	☐	☐	☐	☐	☐	☐

Notas

Início da semana: _____   **Fim da Semana:** _____

Medicação e dosagem diária	Tempo	S	T	Q	Q	S	S	D
	am.	☐	☐	☐	☐	☐	☐	☐
	am.	☐	☐	☐	☐	☐	☐	☐
	pm.	☐	☐	☐	☐	☐	☐	☐
	pm.	☐	☐	☐	☐	☐	☐	☐
	am.	☐	☐	☐	☐	☐	☐	☐
	am.	☐	☐	☐	☐	☐	☐	☐
	pm.	☐	☐	☐	☐	☐	☐	☐
	pm.	☐	☐	☐	☐	☐	☐	☐
	am.	☐	☐	☐	☐	☐	☐	☐
	am.	☐	☐	☐	☐	☐	☐	☐
	pm.	☐	☐	☐	☐	☐	☐	☐
	pm.	☐	☐	☐	☐	☐	☐	☐
	am.	☐	☐	☐	☐	☐	☐	☐
	am.	☐	☐	☐	☐	☐	☐	☐
	pm.	☐	☐	☐	☐	☐	☐	☐
	pm.	☐	☐	☐	☐	☐	☐	☐
	am.	☐	☐	☐	☐	☐	☐	☐
	am.	☐	☐	☐	☐	☐	☐	☐
	pm.	☐	☐	☐	☐	☐	☐	☐
	pm.	☐	☐	☐	☐	☐	☐	☐
	am.	☐	☐	☐	☐	☐	☐	☐
	am.	☐	☐	☐	☐	☐	☐	☐
	pm.	☐	☐	☐	☐	☐	☐	☐
	pm.	☐	☐	☐	☐	☐	☐	☐
	am.	☐	☐	☐	☐	☐	☐	☐
	am.	☐	☐	☐	☐	☐	☐	☐
	pm.	☐	☐	☐	☐	☐	☐	☐
	pm.	☐	☐	☐	☐	☐	☐	☐

Notas

Início da semana: _____   **Fim da Semana:** _____

Medicação e dosagem diária	Tempo	S	T	Q	Q	S	S	D
	am.	☐	☐	☐	☐	☐	☐	☐
	am.	☐	☐	☐	☐	☐	☐	☐
	pm.	☐	☐	☐	☐	☐	☐	☐
	pm.	☐	☐	☐	☐	☐	☐	☐
	am.	☐	☐	☐	☐	☐	☐	☐
	am.	☐	☐	☐	☐	☐	☐	☐
	pm.	☐	☐	☐	☐	☐	☐	☐
	pm.	☐	☐	☐	☐	☐	☐	☐
	am.	☐	☐	☐	☐	☐	☐	☐
	am.	☐	☐	☐	☐	☐	☐	☐
	pm.	☐	☐	☐	☐	☐	☐	☐
	pm.	☐	☐	☐	☐	☐	☐	☐
	am.	☐	☐	☐	☐	☐	☐	☐
	am.	☐	☐	☐	☐	☐	☐	☐
	pm.	☐	☐	☐	☐	☐	☐	☐
	pm.	☐	☐	☐	☐	☐	☐	☐
	am.	☐	☐	☐	☐	☐	☐	☐
	am.	☐	☐	☐	☐	☐	☐	☐
	pm.	☐	☐	☐	☐	☐	☐	☐
	pm.	☐	☐	☐	☐	☐	☐	☐
	am.	☐	☐	☐	☐	☐	☐	☐
	am.	☐	☐	☐	☐	☐	☐	☐
	pm.	☐	☐	☐	☐	☐	☐	☐
	pm.	☐	☐	☐	☐	☐	☐	☐
	am.	☐	☐	☐	☐	☐	☐	☐
	am.	☐	☐	☐	☐	☐	☐	☐
	pm.	☐	☐	☐	☐	☐	☐	☐
	pm.	☐	☐	☐	☐	☐	☐	☐

Notas

Início da semana: _____   **Fim da Semana:** _____

Medicação e dosagem diária	Tempo	S	T	Q	Q	S	S	D
	am.	☐	☐	☐	☐	☐	☐	☐
	am.	☐	☐	☐	☐	☐	☐	☐
	pm.	☐	☐	☐	☐	☐	☐	☐
	pm.	☐	☐	☐	☐	☐	☐	☐
	am.	☐	☐	☐	☐	☐	☐	☐
	am.	☐	☐	☐	☐	☐	☐	☐
	pm.	☐	☐	☐	☐	☐	☐	☐
	pm.	☐	☐	☐	☐	☐	☐	☐
	am.	☐	☐	☐	☐	☐	☐	☐
	am.	☐	☐	☐	☐	☐	☐	☐
	pm.	☐	☐	☐	☐	☐	☐	☐
	pm.	☐	☐	☐	☐	☐	☐	☐
	am.	☐	☐	☐	☐	☐	☐	☐
	am.	☐	☐	☐	☐	☐	☐	☐
	pm.	☐	☐	☐	☐	☐	☐	☐
	pm.	☐	☐	☐	☐	☐	☐	☐
	am.	☐	☐	☐	☐	☐	☐	☐
	am.	☐	☐	☐	☐	☐	☐	☐
	pm.	☐	☐	☐	☐	☐	☐	☐
	pm.	☐	☐	☐	☐	☐	☐	☐
	am.	☐	☐	☐	☐	☐	☐	☐
	am.	☐	☐	☐	☐	☐	☐	☐
	pm.	☐	☐	☐	☐	☐	☐	☐
	pm.	☐	☐	☐	☐	☐	☐	☐
	am.	☐	☐	☐	☐	☐	☐	☐
	am.	☐	☐	☐	☐	☐	☐	☐
	pm.	☐	☐	☐	☐	☐	☐	☐
	pm.	☐	☐	☐	☐	☐	☐	☐

Notas

Início da semana: _____ **Fim da Semana:** _____

Medicação e dosagem diária	Tempo	S	T	Q	Q	S	S	D
	am.	☐	☐	☐	☐	☐	☐	☐
	am.	☐	☐	☐	☐	☐	☐	☐
	pm.	☐	☐	☐	☐	☐	☐	☐
	pm.	☐	☐	☐	☐	☐	☐	☐
	am.	☐	☐	☐	☐	☐	☐	☐
	am.	☐	☐	☐	☐	☐	☐	☐
	pm.	☐	☐	☐	☐	☐	☐	☐
	pm.	☐	☐	☐	☐	☐	☐	☐
	am.	☐	☐	☐	☐	☐	☐	☐
	am.	☐	☐	☐	☐	☐	☐	☐
	pm.	☐	☐	☐	☐	☐	☐	☐
	pm.	☐	☐	☐	☐	☐	☐	☐
	am.	☐	☐	☐	☐	☐	☐	☐
	am.	☐	☐	☐	☐	☐	☐	☐
	pm.	☐	☐	☐	☐	☐	☐	☐
	pm.	☐	☐	☐	☐	☐	☐	☐
	am.	☐	☐	☐	☐	☐	☐	☐
	am.	☐	☐	☐	☐	☐	☐	☐
	pm.	☐	☐	☐	☐	☐	☐	☐
	pm.	☐	☐	☐	☐	☐	☐	☐
	am.	☐	☐	☐	☐	☐	☐	☐
	am.	☐	☐	☐	☐	☐	☐	☐
	pm.	☐	☐	☐	☐	☐	☐	☐
	pm.	☐	☐	☐	☐	☐	☐	☐
	am.	☐	☐	☐	☐	☐	☐	☐
	am.	☐	☐	☐	☐	☐	☐	☐
	pm.	☐	☐	☐	☐	☐	☐	☐
	pm.	☐	☐	☐	☐	☐	☐	☐

Notas

www.ingramcontent.com/pod-product-compliance
Lightning Source LLC
Chambersburg PA
CBHW071437210326
41597CB00020B/3840